Dr MÉNEREUL

CONTRIBUTION A L'ÉTUDE

DES

Troubles Mentaux

DANS

les Chorées Aiguës

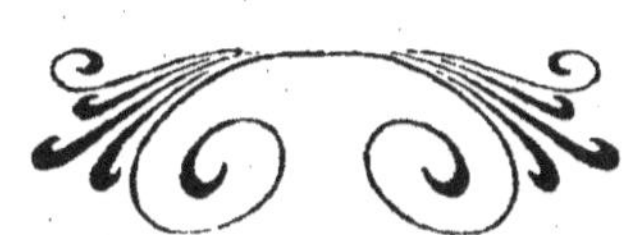

TOULOUSE

CH. DIRION, LIBRAIRE-ÉDITEUR

22, rue de Metz et rue des Marchands, 33

—

1910

Dʳ MÉNEREUL

CONTRIBUTION A L'ÉTUDE

DES

Troubles Mentaux

DANS

les Chorées Aiguës

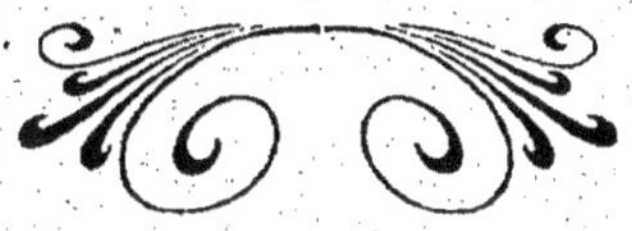

TOULOUSE

Ch. DIRION, LIBRAIRE-ÉDITEUR

22, rue de Metz et rue des Marchands, 33

—

1910

PRÉFACE

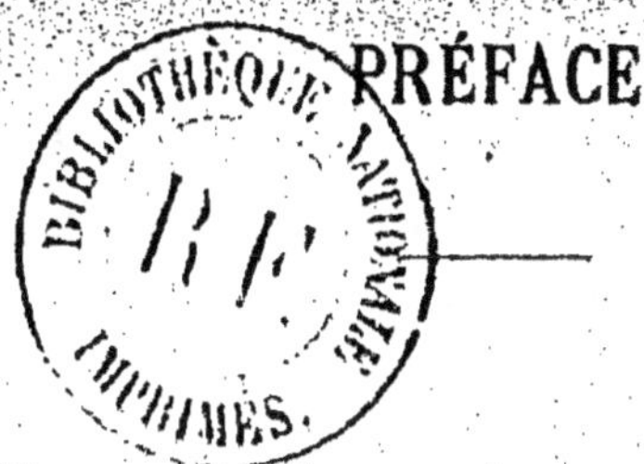

Qu'il nous soit permis, au moment où nous allons terminer nos études, d'offrir un témoignage public de reconnaissance à notre tante, Mademoiselle Menereul, par qui nous avons été élevé.

Elle sut nous faire oublier que nous étions orphelin et nous nous assîmes toujours avec confiance à son foyer, tant nous nous y sentions aimé. Aucun sacrifice n'a pu la faire reculer dans la lourde tâche qu'elle avait entreprise.

Qu'elle veuille bien agréer l'expression de notre plus affectueuse et filiale reconnaissance, dont ces quelques lignes, d'ailleurs, ne peuvent lui donner qu'une bien faible idée.

Nous avons eu l'occasion, au cours de nos études, de faire un stage à l'asile des aliénés d'Auch.

M. Chevalier-Lavaure, directeur de l'asile, a droit tout particulièrement à notre reconnaissance pour les bons conseils qu'il a toujours su nous donner pendant notre internat. Il a droit aussi à toute notre affection pour la cordiale hospitalité que nous avons toujours trouvée chez lui, resserrant ainsi les liens de parenté qui existaient entre nous. Qu'il reçoive ici nos remerciements les plus sincères.

Nous prions M. le Professeur Rémond, notre maître, de vouloir bien agréer notre respectueuse reconnaissance pour le grand honneur qu'il nous fait en acceptant la présidence de notre thèse.

Ces remerciements s'adressent aussi tout naturellement à tous nos maîtres de la Faculté de Médecine de Toulouse.

INTRODUCTION

Avant d'étudier les troubles psychiques dans la chorée il est nécessaire de bien définir ce qu'on entend par chorée. Les cliniciens jusqu'à ces derniers temps n'étaient pas, en effet, d'accord sur la signification du mot et pour beaucoup la distinction est peu nette entre la chorée et les myoclonies.

La définition la meilleure est celle du docteur Brissaud (1). Elle permet de limiter nettement le syndrôme choréique. « La chorée consiste en des mouvements involontaires survenant sans but et sans cause, pendant le repos comme pendant l'action, et par conséquent illogiques et maladroits. Ils suffisent pour caractériser symptomatiquement une maladie. »

Dans les myoclonies qu'on a confondues avec la chorée, les mouvement sont extrême-

(1) BRISSAUD. *La chorée variable des dégénérés.* (*Revue Neurologique*, 1896. — *Presse Médicale*, 5 février 1899.)

ment *brusques*. Dans la chorée les mouvements sont plus *ronds* (Blocq et Grenet).

Enfin, les mouvements involontaires, sans but et sans cause, illogiques et maladroits, de la chorée, se différentient des tics qui sont coordonnés, répètent ou copient des actes réflexes ou volontaires et présentent une systématisation très nette.

Grâce à l'étude plus précise des myoclonies (Ziehen) (1) on a débarrassé le cadre des chorées de la chorée électrique de Bergeron et Hénoch (2) et de la maladie de Dubini (3).

Il semble qu'il faille admettre deux grandes variétés de chorée : la chorée de Sydenham et la chorée chronique d'Huntington.

La chorée des femmes enceintes n'est qu'une variété de chorée de Sydenham qui récidive ou apparaît à l'occasion de la grossesse.

La chorée de Sydenham apparaît surtout entre la deuxième dentition et la puberté et présente son maximum de fréquence entre six et

(1) Ziehen. *Sur le myoclonus et la myoclonie.* Arch. f. Psych und. Nervenkr. 1888, XIX, p. 415.

Raymond. *Des myoclonies (Semaine Médicale).*

(2) Bergeron. *In thèse* Berland, Paris 1880. — Henoch, Berl. Klin. Woch., 1880.

(3) Dubini. *Giorn. di Milano,* 1846.

douze ans. Elle guérit généralement dans un laps de temps qui va de quelques semaines à quelques mois.

La chorée d'Huntington est d'emblée chronique ; elle est héréditaire et survient chez des adultes ou des vieillards.

Pour Charcot et ses élèves les diverses variétés de chorée ne correspondent qu'à une seule entité morbide.

— La pathogénie de la chorée est un des chapitres les plus importants de l'étude de cette maladie. Il intéresse aussi beaucoup le psychiatre pour savoir si les troubles mentaux des choréiques ressortissent surtout de la dégénérescence (1) ou de l'infection (2).

Les trois théories : *rhumatismale, nerveuse, infectieuse*, peuvent se résumer à deux : *a)* la théorie nerveuse ; *b)* la théorie infectieuse.

La théorie nerveuse soutenue par Charcot (3) a été reprise par Joffroy (4). D'après lui, le déve-

(1) BRISSAUD. *Chorée variable des dégénérés. (Revue Neurol.,* 1899. — *Presse Médicale.* 1899.)

(2) RÉGIS. *Précis de psychiatrie.*

(3) CHARCOT. *Leçons du Mardi.*

(4) JOFFROY. *Progrès médical,* 1885. — *Journal de médecine et chir. prat.,* 1891. — *Semaine médicale,* 1892. — *De la folie*

loppement anormal du système moteur est de la dégénérescence. Tous les choréiques sont des dégénérés. Le lieu de moindre résistance est chez eux le système psycho-moteur. Toute cause de trouble : infection, grossesse, puberté, sera une cause occasionnelle d'une chorée dont la cause efficiente est la dégénérescence. L'opinion de Joffroy est celle de Comby, Perret et Dewic, Leroux (1), Grenet.

Pour Comby (2) et P. Marie (3) la chorée a des relations très étroites avec l'hystérie.

La théorie infectieuse soutenue surtout par Triboulet (4), Môbius (5), Berkley (6), Pianese (7) repose sur les phénomènes infectieux souvent constatés chez les choréiques, et l'isolement dans la moelle, l'endocarde ou le sang, soit du

choréique : définition et nature de la chorée (*Semaine Médicale*, 1893). — *Des myopsychies* (*Revue neurologique*, 1902, p. 289).

(1) Leroux. *Chorée de Sydenham : Étiologie, nature.* (*Revue mens. des mal. de l'enfance*, 1890).

(2) Comby. *Progrès Médical*, 21 avril 1888.

(3) P. Marie. *Progrès Médical*, 16 janvier 1886.

(4) Triboulet, *Du rôle possible de l'infection dans la chorée.* Thèse Paris, 1893.

(5) Mœbius, *Münchener medic. Wochenschrift*, 1892.

(6) Berkley, *Contribution à la théorie microbienne de la chorée.* (*The John Hopkins Hosp. Reports*, 1891.)

(7) Pianese, *Rech. bactériol. et expérim. dans un cas de chorée de Sydenham.* (*Riforma medica*, 14 juillet 1891.)

bacille de Pianese, soit d'un diplocoque (Demel)
(1), soit des microbes banals (Leredde) (2).

L'infection causale la plus fréquente paraît
être le rhumatisme (Sée, Rilliet, Barthez et
Sanné, Cadet de Gassicourt, J. Simon, Descroizilles).

Dans certains cas la chorée peut être consé-
cutive à des intoxications chimiques (Demme
et Landet).

Cette cause, nouvellement étudiée, de chorée
paraît renforcer la théorie de Joffroy où la dégénérescence est la cause occasionnelle.

Dans la *Revue neurologique* de 1902 (3), Bienvenu insiste sur le rôle de la prédisposition.

La possibilité d'apparition d'une chorée à la
suite d'une intoxication a été admise récemment
encore par Simonini (4).

— La théorie généralement admise aujour-
d'hui fait jouer un rôle et à la prédisposition

(1) DEMEL, *Un cas de chorée infectieuse. (Gaz. med. di Torino,*
1897.)

(2) LEREDDE, *Revue mensuelle des maladies de l'enfance,*
1er mai 1891.

(3) BIENVENU, *Chorée toxique chez un prédisposé. (Revue neurologique,* 1902, p. 1075.)

(4) SIMONINI, *VIe Congrès de Pédiatrie,* oct. 1907. — *Encéphale,* mars 1908.

nerveuse et à l'infection. C'est, en somme, la théorie de Joffroy avec une tendance à augmenter le rôle de l'infection.

— Cette rapide revue nous permet d'entrevoir déjà quels seront les troubles mentaux qui pourront apparaître chez les choréiques.

Nous aurons des troubles mentaux dus : d'une part, à la dégénérescence ; d'autre part, à l'infection.

Dans le premier cas, ces troubles n'auront rien de caractéristique. Ils rentreront dans le groupe des Myopsychies de Joffroy (1) et sont explicables par l'étroitesse des liens qui unissent entre elles les diverses fonctions du cerveau, psychiques, motrices, sensitives, trophiques, qui sont en réalité les modalités d'une seule et même fonction. La dégénérescence mentale et la dégénérescence motrice étant inséparables, les myopsychies sont l'expression complète de la dégénérescence (Vurpas) (2).

Dans le second cas, les troubles mentaux

______

(1) Joffroy, *Des myopsychies*. (*Revue neurologique*, 1902.)

(2) Vurpas, *Contribution à l'histoire de la dégénérescence. — Les myopsychies de Joffroy ou association des troubles musculaires et des troubles psychiques*. (*Revue de Psychiatrie*, oct. 1904.)

seront des troubles toxi-infectieux sans caractères particuliers.

Il n'y a guère que la chorée chronique d'Huntington, essentiellement héréditaire et dégénérative, qui présente des troubles mentaux un peu caractéristiques.

HISTORIQUE

Avant Marcé, dont le mémoire (1) resté classique, parut en 1859, quelques auteurs avaient cité des troubles mentaux dans la chorée.

Sydenham, sans les signaler, dit que les malades marchaient parfois comme des idiots, *fatuorum more*.

Garioponto (2), au xi° siècle, remarque que la chorée s'accompagne quelquefois de manie. Plater, en 1614, fait la même remarque.

Schenck, Tulpis, Horstius, Sennert, au xvi° siècle, considèrent la chorée comme une sorte de folie.

Cullen (3), en 1787 ; Bouteille (4), en 1810, montrent l'émotivité et l'idiotisme léger des choréiques. Geoffroy insiste sur « le défaut d'aptitude aux occupations sérieuses ».

Bouillaud 5, (1830), Blache (1834) 6), G. Sée (1850)

---

(1) Marcé, *Mémoire à l'Académie de médecine*, avril 1859.

(2) Garioponto, *De morb. causis accid. et anat.*, lib. VIII, 1536.

(3) Cullen, *Méd. pratique*, édit. Bosquillon, t. II, 1787.

(4) Bouteille, *Traité de la chorée*, 1810.

(5) Bouillaud, *Dict. de méd. et de chir.*, t. V, 1830.

(6) Blache, *Dict. de méd. en 30 vol.*, t. VII, 1834.

(1), notent les altérations du caractère des choréiques

Pour G. Sée, la chorée est « un état morbide qui est moins qu'une aliénation mentale, plus qu'une simple perturbation musculaire et qui, à la manière de l'hystérie, porte à la fois sur la sensibilité morale et l'innervation des organes locomoteurs ».

Avant le travail fondamental de Marcé, il faut encore citer Valleix, Moynier (2) (1855), Quantin (3) (1857).

C'est Marcé (4) qui a fait le premier travail d'ensemble sur l'état mental des choréiques.

Après avoir montré que les troubles mentaux peuvent déterminer des modifications profondes de la sensibilité morale ou affective, il a insisté sur les hallucinations visuelles ou auditives et sur le délire maniaque.

Il a remarqué que les hallucinations sont terrifiantes ou très tristes ; dans des cas peu nombreux, le choréique voit des figures amies mais toujours souffrantes. « Lorsque les malades ouvrent les yeux, écrit Marcé, les visions persistent pendant quelque temps encore et souvent en changeant de forme et d'aspect, puis elles finissent par disparaître, et reviennent de nouveau dès que les paupières s'abaissent, pour se

(1) G. Sée, *Mém. à l'Acad. de méd.*, 1850.
(2) Moynier, *Thèse de doctorat*, Paris, 1855.
(3) Quantin, *Thèse de doctorat*, Paris, 1857.
(4) Marcé, *Mém. à l'Acad. de médecine*, avril 1859. (*Path. mentale.*)

reproduire sous forme de rêves, même au milieu d'un profond sommeil. Il en résulte pour les choréiques beaucoup d'inquiétude et d'angoisse ; ils s'endorment avec peine et éprouvent alors un vif sentiment de terreur qui se traduit par des cris, de l'agitation, etc. Lorsque c'est pendant le rêve que ces hallucinations surviennent, on voit ces réveils en sursaut, ces cris, ces cauchemars observés depuis longtemps chez les choréiques, mais dont on n'avait pas encore suffisamment cherché le point de départ. »

Cette description remarquablement précise de Marcé est restée classique. Ces hallucinations sont des hallucinations oniriques (Régis) (1).

En 1861 et 1864, Bergeron (2) et Fremy (3) donnent deux observations.

En 1865 apparaît une importante étude de Thore (4).

Citons les travaux : En 1869 de Delasiauve (5) ; en 1873 de Ritti (6) ; en 1874 de Brouardel qui publie une leçon sur l'état mental des enfants choréiques ; en

(1) Régis, *Précis de psychiatrie*, 1ᵉ édit., 1909, p. 903.

(2) Bergeron, *Chorée avec hallucinations.* (*Gazette des Hôpitaux*, 1861.)

(3) Fremy, *Chorée aiguë compliquée de délire maniaque.* (*Gaz. des Hôp.*, 1864.)

(4) Thore, *De la chorée dans ses rapports avec l'aliénation mentale.* (*Ann. méd.-psych.*, 1865.)

(5) Delasiauve, *Du trouble mental dans la chorée.* (*Journal de médecine*, 1869.)

(6) Ritti, *Chorée, troubles mentaux, hallucinations multiples, guérison.* (*Union médicale*, 1873.)

— 18 —

1877 une leçon de Carcol sur la chorée des vieillards ;
en 1883 la thèse d'Hannequin (1) ; en 1886 (2) une leçon de Ball sur la folie choréique ; en 1887 un travail
de Séglas (3) sur l'état mental dans les chorées ; en
1888 la thèse de Rosaguiti ( ) ; en 1889 une étude de
Mairet (5) sur la maniechoréiq, e.

En 1889 et 1890 paraissent les thèses de Davillé (6),
Huel 7), Digoy (8), une note de Régis (9) sur un cas de
folie choréique.

En 1891, la thèse de Périsson (10); en 1891-92, plusieurs leçons du professeur Gilbert Ballet ; une étude
de Sollier (11)sur les troubles de la mémoire où la chorée n'est pas oubliée ; au travail de Joffroy (12) sur la
folie choréique ; l'importante thèse de Triboulet(13)
sur le rôle possible de l'infection en chorée ; de Ri-

(1) HANNEQUIN, Thèse de doctorat, Paris, 1883.

(2) BALL, *Folie choréique. (France médicale, 1836.)*

(3) SÉGLAS, *Bull. de la Soc. de méd. mentale de Belgique,*
1887.

(4) ROSAGUITI, *De la folie choréique,* Thèse Montpellier, 1888.

(5) MAIRET, *Annales médico-psychol.,* 1889.

(6) DOVILLÉ, Thèse de doctorat, Paris, 1889.

(7) HUEL, Thèse de doctorat, Paris, 1889.

(8) DIGOY, Thèse de doctorat, Paris, 1890.

(9) RÉGIS, *Journal de médecine de Bordeaux,* 1890.

(10) PÉRISSON, Thèse de Bordeaux, 1891.

(11) SOLLIER, *Les troubles de la mémoire,* 1892.

(12) JOFFROY, *Semaine médicale,* 1893. — *Progrès médical,*
1893.

(13) TRIBOULET, Thèse Paris, 1893.

gal 1) un rapport médico-légal sur un cas de chorée à l'occasion duquel il a été intenté un acte de responsabilité civile.

Il faut surtout signaler en 1893 la remarquable thèse de Breton (2). Il divise les troubles psychiques en deux groupes : le premier comprend les troubles de la sensibilité morale, du caractère, de l'intelligence, de l'attention, de la mémoire, des sentiments affectifs ; le second, plus grave, comprend les terreurs nocturnes, les hallucinations et la folie choréique.

Cette dernière n'est pas, pour Breton, une folie spécifique, ce sont des accès de manie simple, de délire, de manie avec hallucinations, de mélancolie. Breton conclut qu'il n'y a pas à proprement parler d'état mental choréique, « mais il y a des troubles mentaux se manifestant chez des héréditaires et des dégénérés atteints de chorée ».

Régis et surtout Mœbus, en Allemagne, insistent déjà sur le caractère infectieux de la chorée que Triboulet a essayé de démontrer dans sa thèse. « Le choréique, disait Régis en 1890, agit bien plus à la façon d'un dormeur qui rêve que d'un aliéné qui délire ; seulement c'est un rêve éveillé, un rêve en action » (3).

Régis soutient que les troubles mentaux des choréi-

(1) RIGAL, *Soc. de méd. légale de Paris*, 1893.

(2 BRETON, *État mental dans la chorée*, Thèse Paris, 1893.

(3) ROUSSEAU, *Nature des psychoses choréiques*, Thèse Bordeaux, 1896.

ques sont de nature infectieuse et inspire la thèse de Rousseau (1896).

Il existe un état mental, un délire et une folie choréiques et ce sont les trois stades d'un même état morbide. « La folie choréique doit ête distinguée de la folie dans la chorée. »

Les conclusions de cette thèse sont très nettes : tous les troubles psychiques des choréiques sont infectieux, puisque la chorée est une maladie infectieuse ; les phénomènes observés dans le simple « état mental » sont, d'après Régis, de même nature que ceux qu'on observe dans le premier stade d'insomnie des affections fébriles.

« La place prise par les infections et les intoxications dans les maladies nerveuses et les maladies mentales, dit Rousseau, vient éclairer par la pathologie générale la question de la chorée, d'une part, et celle de son délire, d'autre part. La comparaison d'un délire choérique avec un délire alcoolique subaigu, type des délires toxiques, nous permet de croire que ces deux psychoses sont semblables. Or, les délires toxiques sont, de l'aveu de tous, analogues aux délires infectieux. Notre conclusion sur la nature de ce délire vient confirmer à son tour la théorie de la chorée infectieuse. *Tous ces délires sont à forme de rêves.* »

Malheureusement pour cette théorie infectieuse de la chorée et de ses troubles psychiques, des travaux ultérieurs montrent l'influence indiscutable de la dégénérescence déjà soutenue par Mairet et Joffroy.

Dyvrande, dans sa thèse (1), rappelle la phrase de Joffroy que « si dans tous les cas de chorée on retrouve au moins à un léger degré une tare héréditaire, c'est surtout dans les cas de chorée avec troubles psychiques qu'on trouve une hérédité particulièrement chargée ».

« De pareils malades, dit Dyvrande, sont des dégénérés mentaux qui supportent le poids écrasant de leurs antécédents familiaux. »

En 1902, le professeur Joffroy publie dans la *Revue Neurologique* une importante leçon sur les *Myopsychies*, troubles psychiques qui accompagnent les affections musculaires, dégénérescence de l'appareil psycho-moteur et dégénérescence mentale allant de pair.

En 1904, dans la *Revue de Psychiatrie* (octobre), Vurpas, après avoir résumé la conception de Morel concernant les héréditaires et celle de Magnan sur les dégénérés, conclut aussi que la dégénérescence mentale et la dégénérescence motrice ne sont pas séparables.

La même année, M. Mackay (2) publie l'observation d'une famille de Canadiens français qui, en quatre générations, présenta dix-huit cas de chorée.

Signalons, *en 1907*, une importante revue d'Henri-

---

(1) DYVRANDE, *Contr. à l'étude des formes graves de la chorée de Sydenham*, Thèse Paris, 1905.

(2) MACKAY, *Medical News*, 10 sept. 1904.

que Roxo (1) sur les états mentaux dans les grandes
névroses, où la chorée est étudiée avec l'Hystérie,
l'épilepsie, la neurasthénie ; une observation d'Ivanoff (2).

En 1908, une étude de Frédérick Tilney (3) qui
trouve dans une famille une trace de chorée chronique qui peut être remontée jusqu'à la colonisation du
Connecticut. Dans cette famille, l'hérédité choréique
entra en 1777 par l'effet d'un mariage ; les importan-
tes recherches de Torumassi-Crudeli (4) sur l'étiologie et l'anatomie pathologique de la chorée saltatoire.
Cet auteur donne une classification nouvelle des chorées et conclut que la physiologie pathologique de la
chorée saltatoire et son mécanisme pathogénique avec
les troubles moteurs caractéristiques sont dus, dans
les cas typiques, à des lésions thalamo-capsulaires,
intéressant en même temps le cervelet et les voies
de connexion cérébro-cérébelleuse : « L'état d'irritation corticale peut non seulement expliquer les mouvements choréiques, mais encore aider à la com-

(1) Henrique Roxo, *Archives de neurologie, psychiatrie et
sciences connexes*, 1907, n° 3.

(2) Ivanoff, *Journal nevropatologivi i psychiatrii*, Moscou,
1907, p. 1037.

(3) J. Tilney, *Neurographs*, vol. II, n° 2, p. 125, 25 mai 1908.

(4) Torunasi-Crudeli, *Rivista sperimentale di freniatria*,
1908, vol. XXXV, fasc. 3-4.

préhension des troubles psychiques qui accompagnent si fréquemment la chorée » (1).

En 1909, une intéressante communication de Claude et Lhermitte (2) : une étude présentée à la Société de Psychiatrie du 22 avril 1909, par Léri et Vurpas, sur l'état mental dans la chorée de Huntington, avec discussion de MM. Séglas, Sollier, Chaslin, Léri : une observation de MM. les docteurs Rémond et Voivenel ( ) : une note inédite de MM. les docteurs Rémond et Voivenel, que M. le docteur Rémond a bien voulu nous communiquer.

(1) Voici la classification de TORUMASI-CRUDELI :

Chorée
- essentielle
  - chorée vraie saltatoire
    - chorée infantile (Sydenham)
    - chorée molle
    - chorée gravidique } aiguës
    - chorée chronique des vieillards, progressive héréditaire (Huntington)
  - Myochoréie (chorée fausse, électrique)
    - Paramyoclonus multip.
    - chorée fibrillaire
    - chorée de Bergeron
    - chorée de Dubini
- symptomatique
  - hystérique
  - organique (hémichorée)

(2) CLAUDE et LHERMITTE, *Encéphale*, février 1909.

(3) RÉMOND et VOIVENEL, *Délire aigu avec syndrome choréique et mort subite. (Annales médico-psychologiques*, novembre-décembre 1909.)

SYMPTOMATOLOGIE

Les auteurs classiques ne sont pas d'accord sur la nature des troubles mentaux dans la chorée aiguë : Blocq et Grenet, dans le Traité de médecine de Bouchard et Brissaud ; Dutil, dans le Traité de Pathologie mentale de Gilbert Ballet ; Régis, dans son Précis de Psychiatrie, présentent une classification différente.

Blocq et Grenet étudient : 1° Des manifestations réellement choréiques (modifications de la sensibilité morale et du caractère, troubles de l'attention).
2° Des manifestations non choréiques. Dans ce deuxième groupe : a), les hallucinations ; b), les délires de l'état du mal qui sont pour eux d'origine infectieuse ; c), les délires provoqués ou associés qui dépendent d'après eux de la dégénérescence nerveuse.

Dutil divise ainsi son étude des troubles psychiques dans la chorée : 1° État mental dans la chorée de Syderham (tristesse, dépression mentale, troubles de la mémoire et de l'attention, troubles de la parole signalés par Breton) ; 2° Hallucinations dans la chorée de

Sydenham ; 3° Délires dans la chorée (forme maniaque et forme mélancolique).

Régis, pour qui la chorée est toujours d'origine infectieuse, n'hésite pas à affirmer que tous les troubles psychiques sont d'origine toxique. « Il est de toute évidence, dit-il, que, depuis l'asthénie et l'hébétude des malades légèrement troublés dans leur état mental jusqu'à la confusion mentale hallucinatoire aiguë, le délire aigu, la stupeur, en passant par les hallucinations oniriques, il s'agit là de troubles psychiques nettement toxiques. »

Donc pour Blocq et Grenet il existe des manifestations réellement choréiques.

a) Pour Dutil, parce que ces troubles sont avant tout fonction de dégénérescence : « La folie choréique est la manifestation (à l'occasion de la chorée) de la dégénérescence de l'appareil psychique. »

b) Pour Régis, parce que ces troubles sont avant tout fonction de l'infection.

Pour notre maître, M.. le docteur Rémond, la chorée apparaissant chez un *prédisposé*, à la suite d'une *infection* rhumatismale ou autre ou d'une *intoxication* quelconque, il doit exister des troubles dus : d'une part à la dégénérescence mentale ; d'autre part à la toxi-infection Si la dégénérescence de l'appareil psycho-moteur est très accentuée, la cause toxi-infectieuse pourra passer inaperçue et la chorée sera dite « essentielle » ; cette cause infectieuse pourra même

ne pas exister, une cause morale, un choc étant suffi-
sant pour donner lieu aux phénomènes choréiques.
On ne pourra pas dire alors que les troubles psychiques appartiennent à l'infection, et cela d'autant
moins qu'ils cadrent absolument avec les troubles
psychiques qu'avec Joffroy on peut étudier sous le
nom de *myopsychies* chez les tiqueurs, chez les myo-
pathiques, chez les sujets atteints de crampe des
écrivains.

Si, au contraire, l'intoxication est prédominante, si
l'atteinte d'un appareil psycho-moteur peu dégénéré
ou normal est suffisante pour donner lieu à des symptômes choériques chez un sujet qui, sans cette infection, n'aurait jamais été un choréique, on aura alors
de la *confusion mentale hallucinatoire aiguë*, du délire *infectieux*, sans apport dégénérentiel.

Nous croyons avec notre maître qu'il peut exister
une chorée de Sydenham, fonction de dégénérescence, et une chorée de Sydenham, fonction d'infection. Dans les deux cas, d'ailleurs, les troubles psychiques n'emprunteront aucun de leurs caractères à la
chorée. Nous allons résumer :

1° L'apport de la dégénérescence dans la chorée ;
2° Le rôle de l'infection.

Puis nous étudierons et nous classerons les trou-
bls mentaux.

Importance de la Dégénérescence
dans la Chorée

Cette importance a été surtout affirmée par Joffroy. Charcot (1) avait cependant avant lui insisté sur l'importance de la diathèse nerveuse et voici qu'il écrivait à ce sujet : « La chorée a été considérée par certains auteurs comme étant une émanation du rhumatisme articulaire. C'est toujours la grande question de la combinaison de l'arthritisme avec les maladies nerveuses. De ce que l'on voit souvent, la chorée se développer à la suite d'un rhumatisme articulaire, on en conclut que cette chorée mérite le nom de rhumatismale. Mais la chorée peut exister dans les mêmes conditions sans avoir rien à faire avec le rhumatisme. Il est évident que le rhumatisme articulaire joue dans ce cas, par rapport à la chorée, le même rôle d'agent provocateur que joue la syphilis par rapport à l'ataxie locomotrice progressive. Mais, au fond, c'est toujours la même maladie qui est dans un cas la chorée et dans l'autre l'ataxie locomotrice... Il n'y a pas de chorée méritant d'être appelée rhumatismale dans l'acception rigoureuse du mot ; en d'autres termes, je ne crois pas que la chorée puisse jamais être considérée comme un « équivalent », dans les centres nerveux, de l'affection articulaire ou des affections viscérales de la fièvre rhumatismale ; il me paraît bien que l'opinion contre laquelle je m'élève est le résultat d'une illusion. La chorée et le rhumatisme articulaire

coexistent souvent, soit chez un même sujet, soit dans
la famille, cela n'est nullement douteux ; mais la coïncidence fréquente, l'alternance même des deux affections ne suffit nullement à démontrer qu'elles sont
identiques et de même nature ; tout au plus cela peut-
il faire penser qu'il y a entre elles une certaine affi-
nité dont il reste à rechercher la raison d'être. Or,
la coïncidence dont il s'agit, bien que réellement très
vulgaire dans le cas de chorée, ne lui appartient certes
pas en propre. On pourrait la signaler, bien que moins
accentuée sans doute, bien que très commune encore,
dans toutes les autres névroses à peu près sans excep-
tion. Ainsi, dans l'Hystérie, dans le mal comitial,
dans la paralysie agitante, dans la maladie de Base-
dow, dans les tétanies, etc... Cela saute aux yeux lorsque, avant de concentrer son attention sur un champ
limité, le clinicien pren « du mal », à l'imitation du
peintre qui veut envisager le tableau, non plus dans
ses détails, mais dans l'ensemble... La coexistance
très fréquente, mais nullement nécessaire, tant s'en
faut, de la chorée et du rhumatisme, est un exemple
très frappant de l'association des *deux diathèses, nerveuse et arthritique.* »

Pour M. Joffroy (1) et pour son élève Breton (2)
le sujet n'est atteint de chorée que parce qu'il est un
dégénéré moteur. « La chorée ne survient que chez
des dégénérés et il est nécessaire qu'il y ait une tare

(1) JOFFROY, *Semaine médicale*, 1893.
(2) Thèse Paris, 1893.

héréditaire du système nerveux moteur pour qu'à un moment donné la chorée, sous l'influence de diverses causes déterminantes, puisse se développer. Ce ne seront donc ni la peur, ni les émotions violentes, ni les troubles de la menstruation, ni la puberté, ni le rhumatisfe enfin, qui l'augmenteront. Ce ne sont là que des causes occasionnelles qui la provoquent et cela, parce que le sujet est un dégénéré moteur. » (Breton).

Pour Joffroy, l'appareil moteur ou plutôt psycho-moteur, est anormalement développé chez le futur choréique. Or, « le développement anormal c'est de la dégénérescence. Les choréiques sont donc des dégénérés chez lesquels la malformation de l'appareil moteur est latente jusqu'au jour où une cause variable viendra la mette en évidence. Cette cause sera ou le rhumatisme (et cela est assez fréquent pour qu'on ait pu croire à la nature rhumatismale de la chorée), ou une pneumonie, une grippe, une fièvre typhoïde, etc., etc., quelquefois la chlorose, le surmenage. La chorée est donc la manifestation (à l'occasion du rhumatisme, d'une pneumonie, d'une émotion, etc.) de la dégénérescence de l'appareil nerveux moteur »

P. Marie (1) a soutenu que la chorée n'est forme de l'hystérie et Comby (2) la considère « comme une névrose de croissance ayant des relations étroites avec l'Hystérie ».

Quoi qu'il en soit, on trouve rféquemment des rap-

(1) P. Marie, *Progrès médical*, 1886.
(2) Comby, *Progrès médical*, 1888.

ports étroits entre la chorée, l'hystérie et l'épilepsie.

D'après Dutil, l'hérédité joue un très grand rôle chez les choréiques : son étude montre que « si l'hérédité similaire est rare dans la chorée de Sydenham, l'hérédité psychique (aliénation), l'hérédité nerveuse en général (névroses diverses), l'hérédité alcoolique sont la règle chez les choréiques à manifestations psychiques graves. Et souvent, bien avant l'apparition de la chorée et de ses troubles mentaux, l'état de déséquilibration mentale imposée par l'hérédité s'est traduit chez les enfants par des convulsions, par des manifestations nerveuses survenues en cours de maladies fébriles, par un affaiblissement des facultés intellectuelles ».

Sur 126 observations, Breton a trouvé dans les antécédents héréditaires des choréiques : 24 fois l'alcoolisme, 16 fois l'hystérie, 6 fois l'hérédité similaire, 11 fois des convulsions, 19 fois du rhumatisme, 10 fois des manifestations cérébrales, 10 fois de l'aliénation mentale, 10 fois des migraines et des névralgies, 1 fois de la goutte.

Il est donc indiscutable que la dégénérescence joue un très grand rôle dans l'éclosion de la chorée. Elle joue, semble-t-il, un rôle exclusif dans la chorée variable des dégénérés décrite par Brissaud.

Cette maladie entre incontestablement dans le groupe des chorées, car « sur la signification du mot chorée, dit Brissaud, il n'existe aucune ambiguïté ; la chorée consiste en des mouvements involontaires, survenant sans but et sans cause, pendant le repos comme pendant l'action, et par conséquent illogiques et maladroits, ils suffisent pour caractériser symptomatiquement une maladie... Les mouvements dont il s'agit ne sont ni des convulsions toniques, ni spasmes cloniques, et encore moins des tics d'habitude ; ce sont des convulsions complexes, en général assez vives, mais sans violence et montrant des analogies grandes avec les actes anatomiques les plus simples... Bref, les « mouvements nerveux » dont nous voulons parler ne font partie ni des myoclonies, ni des tics. C'est de la chorée et non autre chose qu'il s'agit. » (Brissaud).

Dans cette variété de chorée, si toutes les causes habituelles des chorées peuvent être invoquées (hérédité nerveuse, maladies infectieuses ,auto-intoxications) « le facteur étiologique principal, celui qui imprime à la maladie son caractère spécial, *est la dégénérescence physique et mentale des sujets :* ils sont infantiles, mal développés, de caractère bizarre, peu intelligents, et parfois ont des manies et des hallucinations. Ces stigmates de dégénérescence font d'ailleurs partie intégrante du tableau symtomatique. » (Blocq et Grenet).

Rôle de l'Infection dans la Chorée

On a d'abord soutenu que l'infection causale était l'infection rhumatismale, puis on a agrandi le chapitre de l'étiologie infectieuse.

On a invoqué les arthropathies , la fièvre, les endo-
cardites, les suppurations qui l'accompagnent fréquemment, ainsi que la ressemblance des troubles
mentaux choréiques avec le délire infectieux (Régis).
Pour certains auteurs (Pianese, Triboulet, Coyon et
Zadok) il existe un microbe spécial (bacille ou diplocoque, suivant les avis) ; pour d'autrs auteurs l'infection est diverse (staphylocoques, streptocoques, etc.).

Que la chorée soit dans un grand nombre de cas de
nature infectieuse, on ne saurait douter. Il est des
observations absolument indiscutables. Citons : le cas
de Berkley (1), jeune fille de vingt-sept ans prise de
mouvements choréiques intenses, puis de troubles
mentaux, qui succombe au bout de deux mois, après
avoir eu une fièvre élevée. On trouve chez elle, outre
les altérations du système nerveux, des lésions infectieuses de la mitrale, un abcès de la parotide et de la
broncho-pneumonie : le cas de Claude et Lhermitte
(2), jeune fille de 27 ans atteinte de syndrôme choréique avec troubles mentaux et morte par septicémie ;
le cas de Rémond et Voivenel (3) où l'autopsie montra
une congestion pulmonaire et de la myocardite aiguë.

(1) HENRY S. BERKLEY, *Un cas de chorée avec troubles mentaux et contribution à la théorie microbienne de la chorée.*
(*The John Hopkins Hosp. Rep.*, 1891.)

(2) CLAUDE et LHERMITTE. *Encéphale*, février 1909.

(3) RÉMOND et VOIVENEL, *Délire aigu avec syndrome choréique
et mort subite. (Annales médico-psychologiques*, 1909, dernier
numéro.)

D'après ce résumé de l'apport de la dégénérescence et de l'infection dans la chorée, nous étudierons :

1° Les troubles mentaux choréiques dans la chorée dégérative (troubles de l'attention, du caractère, de la mémoire, de la parole) ;

2° Les troubles mentaux choréiques dans la chorée infectieuse (confusion mentale hallucinatoire, confusion mentale avec stupeur, démence précoce).

A). *Troubles mentaux choréiques dans la chorée dégénérative.* — Il est facile de retrouver ici les stigmates psychiques de la dégénérescence.

Voici la classification de ces stigmates. (Régis.)

I. — FACULTÉS INTELLECTUELLES

a) Inexistence totale ou partielle des facultés intellectuelles, arrêt de développement. Précocité ou retard intellectuel.

b) Déséquilibration. Désharmonie :

1° Lacunes (raisonnement, jugement, bon sens, esprit de suite, instabilité, attention (aprosexie), volonté (aboulie).

2° Aptitudes et talents (mémoire, imagination, ingeniosité, élocution, poésie, arts mécaniques, etc.).

II. — FACULTÉS MORALES

a) Inexistence totale ou partielle des facultés morales.

b) Déséquilibration, désharmonie :

1° Lacunes, sentiments affictifs (inaffectivité). Sens moral (amoralité). Sentiments éthiques.

2° Aptitudes et penchants (émotivité, entraînements passionnels et instinctifs. Irritabilité, impulsivité. Perversions sexuelles).

III. — FACULTES SOCIALES

Inadaptabilité scolaire, familiale, professionnelle, corporative, militaire, sociale. Mysticisme religieux et politique.

Nous retrouvons nombreux de ces stigmates dans les troubles psychiques de choréiques non infectieux : ce sont les lacunes dans le raisonnement et le bon sens des choréiques, les modifications de la sensibilité morale et du caractère, les troubles de l'attention, l'émotivité exagérée, l'irritabilité, l'impulsivité, l'inadaptibilité scolaire et professionnelle.

Pour Blocq et Grenet, ces signes « paraissent liés immédiatement à la névrose, et non pas rattachés à elle par le terrain commun de la dégénérescence ».

Cependant il n'existe là aucun des signes qui soit spécial à la chorée. Les seuls troubles vraiment choréiques sont les troubles de la parole constatés quelquefois et que nous décrirons après les autres.

L'irritabilité et l'instabilité mentale sont à peu près constantes : « Les enfants atteints de chorée se font remarquer par une grande mobilité d'esprit, un changement notable dans leur esprit et dans leur caractère. Ils étaient studieux, intelligents, pleins de gaieté et d'amabilité, ils deviennent tristes, capricieux, recherchent l'isolement... ; tantôt doux et prévenants, tantôt brusques et grondeurs, ils sont poltrons, coléres, fantasques, d'une grande impressionnabilité qui rappel'e celle des hystériques. » (Moynier) (1).

Mairet a longuement insisté sur leur irritabilité. Andral a dit d'eux : « Ce sont des malades capricieux, susceptibles, irascibles ; à la moindre émotion on les voit pleurer et pousser des cris. » Pour Ball, ce sont « des malades insupportables ».

Bernt écrivait : « *Exacerbati obvia quœvis, ligna stipulas, pilos, pannos, vitrorum fragmenta, vel quid quid aliud, ori ingerunt, mordent, dentibus lacerant.* »

« Ce sont de mauvais employés, de mauvais ouvriers, ce sont toujours des sujets difficiles. » (Ball).

« Leurs pensées bondissent comme leurs muscles. » (Steiner.)

Chez le choréique dégénéré *l'intelligence* est généralement diminuée. Les troubles de la *mémoire* sont aussi fréquents (Solier) ; ces troubles paraissant dépendre de la diminution de *l'attention* des malades et de l'instabilité de leurs idées. « Ils ne peuvent fixer leur attention ou se livrer avec suite aux occupations de l'esprit. Leur mémoire diminue, ils oublient ce qu'ils savaient et ne peuvent apprendre de nouvelles choses qu'avec beaucoup de difficulté. » (Moynier.)

Pour les Allemands, la diminution de l'attention des choréiques n'est rien moins que prouvée. Ziehen

(1) Moynier, Thèse Paris, 1835.

dit qu'il y a exagération de l'attention : hyperprosexie. Bernstein (1) soutient qu'il y a à la fois
hyperprosexie et hypoprosexie : « Le malade fixe son
attention sur une multitude d'objets, mais les nombreuses impressions reçues en un temps très court se
chassent les unes les autres ; et ainsi s'expliquent la
perte de la mémoire coïncidant avec une hyperexcita-
bilité des centres intellectuels. »

Bien que ces désordres acquièrent rarement une
grande intensité, ils sont parfois assez développés
pour imprimer au facies du malade une expression
niaise et hébétée. » (Blocq et Grenet.)

Un des symptômes propres à la chorée est l'existence des *troubles de la parole*, qui irritent souvent les
malades au point d'augmenter leurs troubles mentaux : « *Variosque sonos ore proferunt* » disait Bernt.
La plupart des auteurs (Valleix, Andral, Trousseau,
Grasset, Rilliet et Barthez, Périsson, Descroizilles)
leur donnent pour cause soit la chorée des muscles du
langage, soit la paralysie de ces mêmes muscles.

Dans bien des cas cependant, les troubles de la parole sont sous la dépendance directe de l'état mental
des malades. « On voit le malade embarrassé pour
parler, écrit Breton, chercher ses mots, faire de vrais
efforts pour exprimer ses idées ; il laisse alors échap-
per les mots ou les phrases comme malgré lui ; puis
après cette sorte de lutte intellectuelle, qu'il ne peut

(1) BERNSTEIN, *Les symptômes psychiques de la chorée de
Sydenham.* (*Allg. Zeitschr f. Psych.*, 1896.)

soutenir longtemps, ne plus parler et se renfermer dans un mutisme plus ou moins long. »

Troubles Mentaux dans la Chorée infectieuse

Nous allons prouver ici tous les troubles psychiques qui se présentent au cours des psychoses :

Avant le délire infectieux proprement dit, à une premier degré, apparaissent *les hallucinations* dont l'étude fut faite remarquablement complète par Marcé. Ces hallucinations sont surtout des hallucinations de la vue. Ces hallucinations ont le caractère des hallucinations oniriques décrites par Régis. Elles apparaissent d'abord le matin ou le soir dans cet état intermédiaire au rêve et au sommeil. Elles sont terrifiantes et les malades voient généralement des croix, des cercueils, des cimetières. Ces hallucinations ont souvent une fixité et une précision particulières et le malade tout à fait réveillé continue à voir les mêmes objets effrayants. C'est le rêve à l'état de veille de Lasègue et de Legrain,

« Il arrive souvent que le malade semble contempler son délire, et qu'il ait perdu toute notion du monde extérieur. Alors, par une interpellation vive, on peut essayer de captiver son attention. On lui parle, et il répond ; mais dès que cesse le dialogue, il reprend le cours de son rêve. » (Rousseau.) (1).

(1) Rousseau, Thèse de Bordeaux, 1896.

Il se passe pour le choréique infecté ou intoxiqué ce que Lasègue a décrit chez l'alcoolique où le « rêve éveillé ou de jour » fait suite « au rêve endormi ou de nuit. »

Si l'état infectieux est très marqué, on voit apparaître un véritable *délire*, crise de confusion mentale hallucinatoire remarquablement bien décrite par Régis : « Le délire est incohérent, d'une violence effrayante, accompagné de cris rauques et inarticulés, de paroles sans suite, d'actes absolument désordonnés. D'autres fois, le délire se rattache d'une manière plus intime et plus visible aux hallucinations terrifiantes, dont l'exagération même lui donne naissance. L'état général est des plus graves, le pouls dépasse 120 pulsations, la peau est brûlante, la langue sèche ; il y a du mâchonnement, de la spulation, une agitation terrible, des convulsions du décubitus aigu. A ce degré, la guérison peut avoir lieu, mais elle est rare et on observe alors, soit un reliquat d'idées délirantes, soit, comme après les infections graves, une hébétude profonde avec amnésie. Le plus souvent le malade succombe au milieu de formidables accidents ataxiques qui se terminent en général par un coma profond, à l'autopsie on trouve des lésions de méningite aiguë. »

La malade de Claude et Lhermitte (1) « criait continuellement, injuriait les personnes qui l'entouraient, de plus, elle avait des hallucinations visuelles : voyait des bêtes au plafond, des personnes qui lui voulaient

(1) Claude et Lhermitte, *L'Encéphale*, février 1909.

du mal. Parfois, elle parlait de ses sœurs, de ses amis, tenait des conversations avec eux, complètement ignorante du lieu où elle se trouvait. »

La malade de Rémond et Voivenel (1) présente « des hallucinations visuelles, voyant tantôt des choses terribles qui la rendent anxieuse, tantôt des choses agréables. Elle a aussi des hallucinations auditives. Elle tremble continuellement d'une manière désordonnée, puis, par moments, s'agite terriblement, se précipitant sur le sol en criant et se couvrant d'ecchymoses. Le délire est incohérent et les paroles sans suite. La malade dit des mots orduriers. »

Régis a signalé dans quelques cas de la *confusion mentale avec stupeur* : « Il y a lieu, dit-il, d'étudier de plus près cette forme et de rechercher si elle n'est pas susceptible en raison de ses caractères et de l'âge habituel des sujets atteints de se terminer parfois par de la démence précoce... ; dans cette forme stupide comme dans les formes agitées, les hallucinations sont dominantes et offrent le même caractère terrifiant. »

Rémond et Lagriffe ont publié deux observations de démence précoce.

Enfin, le choréique, que sa chorée dépende avant tout de la dégénérescence ou de l'infection, peut être le terrain sur lequel évoluent des psychoses. On a observé la *mélancolie anxieuse, le délire de persécution.* Pour Joffroy « il ne semble pas exister de relations

---

(1) RÉMOND et VOIVENEL, *Annales médico-psychologiques,* novembre-décembre 1909.

entre l'intensité de la chorée et le développement de ces troubles psychiques ; d'ailleurs, lorsqu'ils apparaissent au cours de la névrose, ils ne présentent d'autre caractère spécial que leur évolution, ils peuvent en effet se développer au cours de la névrose et disparaître quand celle-ci prend fin ». (Blocq et Grenet.)

ANATOMIE PATHOLOGIQUE

Les lésions du système nerveux constatées dans la chorée accompagnée de troubles mentaux sont très variées. Elles n'ont rien de caractéristique.

On a trouvé de la pachyméningite vasculaire et hémorrhagique (Frerichs) ; de l'hyperémie méningo-encéphalique, soit généralisée, soit localisée, au niveau de la protéburance et du bulbe (Ogle), soit au niveau du corps strié ; des foyers de ramollissement disséminés et de nombreuses lésions dégénératives des cellules pyramidales du cortex qui sont physiologiquement correspondantes aux cellules des cornes antérieures. Signalons encore des méningites, des foyers hémorrhagiques, de l'épanchement ventriculaire.

Pour Dana (1) « les lésions de la chorée siègent dans la pie-mère, l'écorce, le tractus pyramidal, le noyau lenticulaire et la moëlle ».

Elischer, Flechisg et Wollenberg, Jackowenko (2) ont trouvé dans la moëlle, le bulbe, la protu-

(1) DANA, *Text book of nervous diseases*, New-York, 1892.
(2) JACKOWENKO, *Viestnick de Merjeewsky*, 1889, 6ᵉ volume, 2ᵉ fascicule.

— 44 —

bérance, le cervelet, l'écorce et les ganglions intra-
cérébraux des corps spéciaux les *chorea-koperchen*
qui ne se trouveraient que dans la chorée. Ces corpuscules siègent surtout dans le noyau lenticulaire et
moins souvent dans le noyau caudé ou les couches op-
tiques. » Les lésions sont constituées essentiellement
par des amas de corpuscules lenticulaires anormaux
qui s'agglomèrent particulièrement autour des vais-
seaux, aux parois desquels ils confinent souvent, et
dans les espaces périvasculaires. Ces petits corps sont
de forme ovoïde et présentent une partie centrale som-
bre qui se colore avec intensité, sous l'influence de
certains réactifs, et une partie périphérique claire. Ni
les acides, ni les alcalis ne les influencent, ce qui dé-
montre leur nature organique. L'acide osmique, l'éo-
sine et le carmin ne les imprègnent pas ; l'iode et l'acide sulfurique ne provoquent pas la réaction amyloïde;
le violet de gentiane et le violet de méthyle les colorent
faiblement; l'hématoxiline et le rouge de magenta les
colorent fortement. Il s'agirait probablement d'une dégénérescence hyaline à localisation spéciale. »
(Blocq et Grenet.)

Malheureusement, ces mêmes corpuscules ont été
retrouvés dans d'autres maladies infectieuses par P.
Manasse (1), Laufenauer (2), Wollenberg (3).

(1) P. MANASSE, *Wirchow's archiv.*, 1890.
(2) LAUFENAUER, *Bulletin médical*, 1890, p. 453.
(3) WOLLENBERG, *Specielle Pathologie u. Thérapie von Noth-
nagel*, Vienne, 1899,

En 1903 (1), Hudowernig soutient de nouveau la spécifité des choréa-koperchen ; il les a trouvés surtout abondants autour de la voie pyramidale, et pour lui « ils agissent sur les faisceaux pyramidaux, dont l'irritation, plus que celle des ganglions centraux, déterminerait les mouvements choréiformes.

Parmi les auteurs qui ont décrit de façon précise des lésions de l'écorce cérébrale il faut citer : Ch. Turner (2), qui a constaté au milieu de la scissure de Rolando, de l'hypertrophie, du gonflement et de l'opacité des cellules pyramidales de la couche profonde ; Silvestrini et Daddi (3), qui ont trouvé « une atrophie variqueuse des prolongements protoplasmiques des cellules de l'écorce (au Golgi) et de la chromatolyse des mêmes cellules (au Nissl). »

Thomson (4) a vu « une légère chromatolyse des cellules pyramidales de l'écorce, et, sur les prolongements de quelques cellules, des dilatations variqueuses probablement artificielles. » Dupré et Camus (5) ont décrit dans un cas un léger degré de neuronophagie.

(1) Hudowernig, *Contr. à l'anat. pathol. de la chorée de Sydenham. (Arch. f. Psych.*, 1903.)

(2) Turner, *Pathological Society of London*, 1892.

(3) Silvestrini et Daddi, IXe Congrès italien de médecine interne, Turin, 1896.

(4) Thomson, *Pathologie de la chorée aiguë. (Brit. med. journal*, 1899.)

(5) Dupré et Camus, *Un cas de chorée aiguë mortelle. Péricardite hémorragique. (Soc. méd. des Hôpitaux*, 23 avril 1901, p. 361.)

OBSERVATION PREMIÈRE

Chorée dégénérative (Rémond et Voivenel : in chorées aiguës et troubles psychiques).

D. E..., 10 ans, fils d'un père alcoolique et d'une mère ayant eu des attaques d'hystérie après sa première grossesse.

A. C... : A une sœur de 16 ans ayant eu des convulsions dans le jeune âge.

A. P... Rougeole à 5 ans. Convulsions à la première dentition.

A présenté à huit ans les manifestations d'une chorée de Lydanham qui dura un mois et demi sans fièvre.

Cet enfant a toujours été capricieux, insupportable; quoiqu'il paraisse très intelligent à ses parents il fait un très mauvais élève par l'impossibilité de fixer son attention. Se met très facilement en colère.

Cet enfant présente de nombreux signes de dégénérescence : voûte du palais très ogivale, oreille gauche de Darwin, oreille droite en anse ; surdent à la mâchoire supérieure. Il n'a pas été possible d'examiner le champ visuel l'enfant étant très inattentif.

OBSERVATION II

(Thèse Breton, Paris, 1893)

Chorée, modifications de la sensibilité morale, de l'intelligence, de la mémoire, de l'attention. Rêves, terreurs nocturnes, accès de manie, troubles de la parole.

Mess... (Jeanne), 13 ans. Entrée le 13 juin 1892, salle Blache, n° 24. Service du docteur Legroux, à Trousseau.

A. H... Père éthilique, caractère emporté. Mère, se porte bien, a eu 15 enfants dont la malade est la treizième ; 7 sont vivants, 8 sont morts, tous dans les convulsions. Pas de rhumatisme.

A. P... Née à terme, élevée au sein et au biberon, a marché à 3 ans ; première dentition à 9 mois, avec convulsions ; n'a parlé qu'à 18 mois. Rougeole à 18 mois.

Chorée une première fois il y a trois ans, dura quatre mois, causée par la frayeur de son père rentré à la maison en état d'ivresse ; deuxième fois, il y a huit jours sans cause notée.

Avant sa chorée, enfant intelligente, d'un bon caractère, mais depuis a changé.

Caractère : Enfant méchante, haineuse contre ceux qui la réprimandent, grognon, elle pleure sans cesse et sans cause. Triste, sans entrain. Son affection a diminué, elle ne supporte ni ses frères ni ses sœurs.

Intelligence a faibli. Elle ne comprend pas tout ce qu'on lui dit.

Mémoire diminue ; elle oubliait les commissions pour lesquelles elle était sortie.

Parole devenue difficile depuis le 10 juin. Il semble que la malade ne trouve plus les mots qu'elle doit dire. Si on lui parle, elle fait effort pour répondre, cherche à exprimer sa pensée, n'articule que des sons inintelligibles et finalement pleure abondamment. Ne rejette pas les aliments en mangeant.

Attention, presque impossible à fixer. Quand on lui parle ou quand on l'interroge, elle répond à peine, comme à regret, et si on insiste elle pleure, elle cache la figure dans ses mains à la façon des idiots, tourne le dos et on ne peut plus la faire ressortir de cet état.

Sommeil, tourmenté par des rêves tristes, éveil en sursaut ; l'enfant a peur, se lève, va se réfugier auprès de sa mère. Avant la chorée, rien de semblable.

Tous ces troubles existèrent lors de la première atteinte de chorée. Ils disparurent avec elle et elle redevint naturelle. Avec cette nouvelle rechute ils réapparaissent encore.

13 juin. A son entrée, voici quel est l'état de la malade. Sa chorée est généralisée et de moyenne intensité. L'enfant est grande, blonde. Si on l'interroge, il faut répéter plusieurs fois la question, elle ne semble point comprendre et ne parvient que difficilement à fixer son attention. Elle pleure quand on lui parle et ne répond pas. Etendue dans son lit, elle reste inatten-

tive à ce qui l'entoure. Son faciès est triste, morose et par moments hébété. En prolongeant l'examen, elle se met à pleurer, s'agite, tourne le dos, refuse toute nouvelle exploration. Sensibilité normale dans ses divers modes.

Le 15. Pendant la nuit, agitation considérable, elle s'est levée, voulait partir chez elle, était très excitée. Ni délire, ni élévation de température. Elle était plus calme au matin.

Le 17. Elle s'est encore levée pendant la nuit. Elle voulait partir et quitter la salle.

Dans la journée, elle est plus calme, néanmoins par moments elle crie, pleure, s'agite sans motif.

Le 18. Terreurs nocturnes. Quand on lui parle, pleure et ne répond pas. Il faut répéter plusieurs fois pour attirer son attention. Par moments, elle parle assez distinctement, et dans d'autres il y a presque de l'aphasie. Le faciès est moins hébété. Son aspect devient moins sauvage et moins triste.

Le 24. Sommeil meilleur depuis deux nuits. Elle n'a pas présenté d'autres accès de manie.

Difficulté persiste de fixer son attention. Parole reste embarrassée et peu intelligible ; répond par monosyllabes à une demande plusieurs fois réitérée. Elle reconnaît bien sa mère qui vient la voir. Mais si on lui parle, elle pleure, tourne le dos et ne semble plus faire aucune attention à la personne qui est auprès d'elle, quelle qu'elle soit. Le faciès est encore moins hébété depuis deux jours. Elle ne témoigne un désir que par des pleurs. C'est sa seule façon de communiquer avec le monde extérieur.

OBSERVATION III

Chorée dégénérative (Rémond et Voivenel : in chorées aiguës *et troubles psychiques*)

Elise G..., 23 ans, employée des postes. Rien à signaler dans l'hérédité. Mauvais accouchement dû à l'inertie utérine. Premières règles à 14 ans, très douloureuses. Apparition à ce moment des premiers signes de la chlorose. Chorée de Sydenham durant quatre mois.

Il y a un an, nouvelle attaque de chorée qui dura trois mois. Jeune fille pâle, infantile à système pileux fort peu développé, très impressionnable, présentant par moments des idées mélancoliques, bredouillant souvent sous l'influence de l'émotion. Instabilité de l'esprit et du caractère.

Sautes d'humeur qui la rendent peu sociable.

OBSERVATION IV

(In thèse Breton)

Chorée, modifications du caractère, de l'attention, des sentiments affectifs.

Paul,... Marguerite, 7 ans. Entrée le 15 juin 1892, salle Barrier, n° 13 *bis*, service du docteur Moizard, à Trousseau.

A. H. Grands parents paternels, rien à noter. Père, mort tuberculeux, éthilique renforcé, ni nerveux ni rhumatisant. Mère, hystérique, pas rhumatisante, a eu deux enfants et un mort-né. Grands parents maternels, rien à noter. Deux tantes et un oncle paternels sont morts dans les convulsions. Une autre tante paternelle a été placée comme idiote à la Salpêtrière.

A. P. Première dentition à 8 mois, a marché vers 14 mois, a commencé à parler à 18 mois. Bronchite et variole à 15 mois. Rougeole à 6 ans, coqueluche à la suite. Il y a quatre ans, convulsions à la suite desquelles s'est établi un strabisme interne permanent à l'œil droit.

Chorée, débute il y a quinze jours. Cause probable une réprimande sévère pour une chose futile.

Caractère modifié depuis la chorée.

Enfant insupportable, volontaire, ne supporte plus les observations, pleure facilement, rit sans motif. Emotivité considérable. L'examen médical la fait pleurer beaucoup, il est difficile de lui inspirer confiance.

Sentiments affectifs. Avant sa chorée était plutôt indifférente ; depuis, au contraire, devenue très affectueuse et très caressante.

Attention. Elle est une enfant très inattentive. Difficulté de fixer son attention. Par moments, dit sa mère, « elle est comme idiote ». Il semble qu'elle ait une idée fixe à laquelle elle pense et qui paraît absorber toute son attention. N'ayant plus aucun entrain aux jeux de son âge, elle est indifférente à tout.

Intelligence et mémoire, normales.

Sensibilité normale. Sommeil très agité, ni rêves, ni hallucinations.

Parole. L'enfant bégaye, hésite à parler, semble chercher ses mots, prononce d'une façon peu intelligible. Elle mange seule et ne rejette pas ses aliments.

OBSERVATION V

Chorée, modifications du caractère, terreurs nocturnes. Bourneville, Arch. de neurologie 1886, t. I. (Résumée.)

Sol... (Henri), 6 ans et demi. Très nerveux, tempérament lymphatique. Première atteinte de chorée en 1884, deuxième en février 1885.

Prodromes devançant la chorée de trois à quatre semaines : la mère a remarqué que son enfant était devenu « songeur ».

Il a des frayeurs nocturnes, ne veut coucher que dans les bras de son père. Devenu très émotionnable, si on le regarde, il croit qu'on se moque de lui, et pleure. Caractère modifié : il déchire ses effets, ses bas, ses souliers ; autrefois il était très soigneux. Il a des envies de pleurer, est triste dans la journée, a refusé de jouer avec ses frères, est resté couché sur un tapis (19 février).

Le 19 mars, chorée et état mental se sont améliorés également.

OBSERVATION VI

(Breton)

Chorée, modifications du caractère, rêves et cauchemars.

Pel... (Gustave), 10 ans et demi. Entré le 19 décembre 1891 salle Barrier, n° 3, service du docteur Cadet de Gassicourt, à Trousseau.

A. H. Père, rien à noter. Grands parents paternels, rien à noter. Grand-père maternel, mort alcoolique, caractère vif et emporté. Grand-mère maternelle, rien à noter.

Mère, a eu la chorée à 16 ans. Caractère vif et emporté, a la sensation fréquente de la boule hystérique.

A. P. Seul enfant, né à terme, élevé au biberon, a

marché à 14 mois, preière dentìon à 15 mois, sans convulsions. Rougeole à 6 ans. Chorée il y a un mois, sans cause connue. Depuis quinze jours s'accuse, et depuis huit jours très accentué.

A son entrée, on voit que la chorée est généralisée, intense. L'enfant ne peut marcher, manger, se lever, s'habiller seul. Face grimace, mais pas de rejet des aliments.

Caractère se modifie depuis l'apparition de la chorée. Enfant irritable, volontaire, répondeur, boudeur, bref insupportable. Cette indocilité s'est accrue avec l'incoordination motrice.

Sommeil : depuis trois jours, rêve, cauchemars terrifiants, réveils en sursaut.

Parole difficile depuis six jours. Sensibilité normale sauf chorée iridienne,

---

OBSERVATION VII

(Rémond et Voivenel : *in delire aigu*, avec syndrome choréique et mort subite. *Annales médico-psychologiques, nov.-déc.*, 1909).

M..., (Marie), 40 ans, culottière, entrée la clinique des maladies mentales le 29 mai 1909.

La mère, arthritique, est morte à 84 ans ; le père était alcoolique. La sœur de la malade a été internée et présentait de la mélancolie avec idées de persécution,

La malade a été nourrie au sein par sa mère ; elle s'est mariée à 18 ans et a eu deux enfants d'un caractère très vif, dont l'un présenta des convulsions au moment de la première dentition. Fluxion de poitrine il y a une dizaine d'années.

Sujette aux migraines, la malade est d'un caractère très vif. Il y a une vingtaine d'années, elle subit l'influence d'une mégère qui se prétend spirite et qu'elle va revoir souvent. Depuis lors, de temps en temps elle se met à pousser des cris inarticulés, sa face se congestionne et ses membres sont animés de tremblements. Ses yeux semblent sortir de l'orbite et la malade a fréquemment des émissions d'urines après ces crises, qui apparaissent à la moindre contrariété, et souvent au moment des règles.

Au demeurant, elle est excessivement sensible et s'émotionne facilement devant les petites misères d'autrui ; elle pleure à la moindre des causes.

Elle travaille avec sa fille et s'attriste, se croyant très diminuée au point de vue de sa capacité de travail.

Son mari meurt il y a un an. Dès ce moment les crises augmentent de nombre. L'instabilité mentale s'exagère.

Puis, sa fille mariée depuis peu, la met à la portion congrue et lui refuse de l'argent pour acheter du tabac à priser, ce qui l'affecte particulièrement.

Elle veut se faire revendeuse et cette idée l'agite.

Enfin, sa fille prend subitement la détermination de la quitter et lui enlève ses meubles.

La malade se met à crier, et malgré le mauvais temps, le 23 mai, parcourt les rues de Toulouse au hasard.

Le 28 mai, elle tente à deux reprises de se jeter sous un tramway, et elle est amenée d'urgence à la clinique par la police.

A son entrée on constate :

Etat physique : *Quelques signes de dégénérescence;* oreille de Morel, voûte du palais extrêmement ogivale, dents mal implantées ; face asymétrique : côté droit et côté gauche.

Un état infectieux : pouls à 104 ; urines foncées avec des traces d'albumine ; teinte subictérique des conjonctives ; langue saburrale ; mauvaise odeur de l'haleine ; température, 38°.

Un syndrôme choréique qui s'exagère les deux premiers jours. Les membres sont agités d'une manière désordonnée. La malade ne peut rester immobile et elle fait des grimaces continuelles. Elle ne peut rester seule, ni manger, ni boire.

Par moments, cet état choréique est masqué par une agitation extrêmement violente pendant laquelle la malade crie et hurle. On est obligé de lui mettre la camisole de force, malgré cela, la malade continue à trembler et à s'agiter, se faisant dans la région orbitaire droite une ecchymose en se frappant contre le rebord du lit.

Les troubles nerveux sont caractérisés par du délire aigu, hallucinations. La malade présente des hallucinations visuelles, voyant tantôt des choses terribles qui la rendent anxieuse, tantôt des choses agréables. Elle a aussi des hallucinations auditives. Elle tremble continuellement d'une manière désordonnée, puis par moments s'agite terriblement, se précipitant sur le sol en criant et se couvrant d'ecchymoses. Le délire est incohérent et les paroles sans suite. La malade dit des mots orduriers.

Le 30 mai, température 38°8, pouls 110.

Le 2 juin. L'agitation est moins marquée, les mouvements choréiques diminuent. Le pouls, toujours rapide et plus faible et dépressible avec tendance à l'embryocardie.

Le 3 juin. La malade crie moins et n'a plus de mouvements choréiques, sauf par moments.

Le 4 juin, elle est évacuée à l'asile de Braqueville où elle meurt presque aussitôt d'une syncope.

A cause de la présence des ecchymoses, le médecin directeur refuse de délivrer le permis d'inhumer.

L'autopsie faite par M. le professeur de médecine légale Guilhem démontra que la malade avait succombé à une myocardite aiguë.

Le poumon gauche présentait de la congestion et des adhérences pleurales récentes.

L'écorce cérébrale présentait des plaques de ramollissement aigu avec un foyer hémorrhagique à l'angle de la sylvienne gauche.

Indépendamment de sa valeur au sujet de l'étiologie infectieuse du syndrôme choréiforme et des troubles mentaux accompagnant ce syndrôme, indépendamment de l'intérêt qu'elle présente au sujet de la mort des maniaques aigus qui succombent souvent à des lésions cardiaques dues plutôt à l'infection qu'à la fatigue, cette observation présente une réelle valeur médico-légale.

Le permis d'inhumer a été refusé et, au premier abord, étant donné le nombre des ecchymoses, on pouvait supposer que la malade avait été brutalisée. Or, dans ce cas, non seulement les ecchymoses étaient inévitables à cause de l'extrême agitation de la malade, mais encore les lésions cérébrales troublant la trophicité des tissus, en facilitaient l'apparition.

En résumé, l'infection a créé :

1° *Un état choréiforme* chez une dégénérée, et l'on peut admettre à ce sujet l'hypothèse de Joffroy, d'après laquelle la chorée est la manifestation à l'occasion de l'infection de la dégénérescence de l'appareil nerveux moteur. (Comby : Perret et Devic-Leroux.)

2° *Un délire aigu* ne devant aucune de ses caractéristiques à la chorée et nettement toxique.

3° *Des lésions cérébrales et cardiaques* cause de la mort subite qui peuvent prendre à tort dans les cas analogues une grosse valeur médico-légale. (Rémond et Voivenel.)

OBSERVATION VIII

(Breton)

Chorée, modification du caractère

Fa... (Alice), 8 ans. Entrée le 20 novembre 1891, salle Blache, n° 1, service du docteur Cadet de Cassicourt, à Trousseau.

A. H. Père éthilique. Grand-père paternel, mort subitement. Grand'mère paternelle, de caractère irritable, très emportée. Grand-père maternel, éthilique, très emporté, a eu des crises de nerfs dans sa jeunesse. Mère, hystérique, a eu 7 enfants, dont 3 sont morts du croup, d'entérite et un mort-né.

A. P. Enfant née à terme, élevée au sein, première dentition à 10 mois sans convulsions. Marche à 14 mois. Rougeole à 6 mois. Coqueluche à 2 ans.

Il y a deux ans, douleurrs dans les membres inférieurs, sans fièvre, sans gonflement articulaire, durant huit jours.

Chorée, débute il y a quinze jours sans cause connue. A son entrée, la chorée est généralisée depuis cinq jours. La face grimace, l'enfant ne peut se tenir debout seule, ne peut manger seule, rejette les aliments avec la langue, la mord souvent et parle avec difficulté. Aucune manifestation articulaire, pas de fièvre et l'enfant se plaint de douleurs vagues dans les membres depuis quinze jours.

Troubles psychiques. Caractère devient difficile ;

pleurs faciles, sans cause ou pour un rien. Très irritable, très agitée, ne peut fixer son attention ; quand on parle à la malade ne semble point comprendre, ne répond pas ou à peine. Insensible à ce qui se passe autour d'elle, reste couchée la tête enfoncée dans son oreiller ou cachée sous les couvertures.

Sommeil. Agité, cependant ne paraît pas être troublé par des rêves. Sortie guérie en janvier 1892 de sa chorée et de son état mental redevenu normal.

OBSERVATION IX

Chorée toxique chez un prédisposé, par M. Bienvenu
(*In Revue neurologique* 1902, *p.* 1075)

G. Del..., âgé de 38 ans, serrurier. Entré à l'asile Sainte-Anne, service de M. Magnan, le 14 mai 1902.

Son père est mort de délire alcoolique à l'asile de Chambéry ; une tante a été enfermée au même asile et s'y est suicidée. Sa mère, enfin, était une grande dégénérée. Elle avait pour son fils une sorte d'amour maladif qu'elle manifestait souvent avec éclat ; et en même temps elle ne pouvait se passer de le battre. C'était chez elle un besoin qui grandissait jusqu'à l'angoisse quand elle cherchait à y résister et auquel elle finissait toujours par succomber.

G... a toujours été bien portant, à part quelques

fièvres passagères et un accès de paludisme, sans suite, d'ailleurs, qu'il aurait eu dans sa jeunesse.

Ouvrier intelligent, pondéré dans ses actes, de volonté normale, il ne présentait, malgré sa lourde hérédité, aucun stigmate psychique de dégénérescence. Cependant, ill ne tarda pas à verser dans l'alcoolisme; il buvait surtout de l'absinthe, six, huit et plus chaque jour ; malgré ces grands excès, il résistait assez bien à l'intoxication ; un peu irritable, il ne présenta jamais les symptômes habituels de l'alcoolisme chronique.

Il lui est arrivé un assez grand nombre de fois de dépasser de beaucoup sa mesure habituelle d'absinthe et d'alcool. Ses excès se traduisaient chez lui par un accès de chorée toxique qui durait jusqu'à l'élimination du poison.

Les symptômes en étaient toujours les mêmes : parole embarrassée, agitation, mouvements involontaires, incoordonnés, soulèvements d'épaule, grimaces, mouvements de la langue, des paupières.

Cet état choréique durait deux heures, quatre heures, plusieurs fois vingt à trente heures, puis tout disparaissait.

Cinq à six mois avant son entrée à l'asile, il devient de plus en plus irritable, suspectant tout autour de lui. Il ne dormait pas et aurait eu quelques hallucinations visuelles.

Puis une agitation continue apparaît et l'on croit à des tics. Il agite ses mains à tout moment et intempestivement, sa face devient de plus en plus grimaçante, il tire la langue, cligne des yeux, marche et ne peut tenir en place.

Depuis le début de ses mouvements involontaires, il ne pouvait plus travailler ; chez lui, il errait, faisant souvent des faux pas et tombait, brisait tout ce qu'il prenait.

Enfin, voulant allumer une cigarette, il met le feu à un rideau et on se décide à l'amener à l'asile.

A son entrée, nous constatons son état choréique, continu et généralisé ; il gesticule, grimace, veut se lever à tout moment et s'irrite pour rien. Il dort bien et ses mouvements disparaissent complétement.

Nous ne lui trouvons aucun signe qui puisse faire faire penser à une affection organique ; le liquide céphalo-rachidien est normal.

Ses idées sont confuses et il se rend à peine compte de son état et de l'endroit où il se trouve.

Cet état de confusion, où paraissent se mêler quelques hallucinations, est variable. Il a de bons et de mauvais jours. Dans les bons jours, il répond assez bien aux questions qu'on lui pose et a conservé une grande partie de ses souvenirs ; mais alors il présente des idées de persécution, assez vagues d'ailleurs.

Pendant plusieurs mois son état choréique est resté le même, mais son état mental s'affaiblit ; ses souvenirs sont en partie disparus. On parvient de moins en moins à fixer son attention, il se systématise dans ses mêmes idées simples. Il nous paraît atteint de chorée chronique et marche vers la démence.

Ce malade portait en quelque sorte sa chorée en

puissance ; sa prédisposition s'était révélée lors de ses excès d'alcool.

Jamais, chez aucun malade ni dans aucune des observations publiées par les auteurs, nous n'avons vu d'une façon aussi nette la prédisposition à la chorée mise à jour par une irritation passagère des centres nerveux, irritation qui dans ce cas est due à l'alcool et aux essences.

Le réveil d'une prédisposition nerveuse par un irritant accidentel, l'alcool par exemple, est un fait partout admis.

Les psychoses subissent cette loi et portent leur folie en puissance ; il semble d'après les statistiques récentes que, dans les grandes villes au moins, plus de la moitié des internés n'auraient jamais réveillé leur tendance délirante si l'alcool n'avait déterminé l'apparition des troubles.

Il doit en être ainsi pour la chorée névrose, et c'est, je crois, ce que notre observation vient de prouver.

______

OBSERVATION X

(Thèse Breton)

Chorée précédée de troubles notables dans le caractère et les sentiments affectifs.

Mat... (Eugénie), 9 ans, entrée le 16 juillet 1891, salle Blache, n° 28. Service du docteur Cadet de Bassicourt, à Trousseau.

A. H. Père alcoolique, caractère très emporté, a eu une seule atteinte de rhumatisme. Grand-père paternel très emporté, mais non rhumatisant, pas plus grand que la grand'mère paternelle. Mère, très colérique, pas rhumatisante, a eu six enfants ; trois sont morts, deux de convulsions, le troisième de la coqueluche. Grands-parents maternels sont bien portants et pas rhumatisants.

A. P. Née à terme, élevée au sein, n'a marché qu'à 15 mois. Rougeole à 7 ans, coqueluche à 8 ans. Chorée débute sans cause il y a quinze jours et s'aggrave depuis 4 jours.

Caractère change depuis trois mois, devient mauvais et méchant. L'enfant est boudeuse, répond quand on la réprimande : triste, morose, refuse de jouer, perd son entrain.

Sentiments affectifs disparaissent pour ses frères et sœurs. Elle les repousse, les rudoie, même les bat et exerce en despote sur eux son droit d'aînesse. Avant la chorée, elle était douce, gentille, aimant ses frères.

Ces désordres psychiques augmentent au fur et à mesure que la chorée approche. Quand elle a paru, ils semblent s'atténuer, mais persistent encore.

Parole embarrassée depuis quatre ou cinq jours et manifestement par chorée linguale.

Sensibilité et réflexes normaux. Chorée irienne accusée.

OBSERVATIONS XI ET XII

Chorée variable chez deux déments précoces. (Rémond et L. Lagriffe (*Ann. méd. psych* 1908, t. 7, 9ᵉ série).

Observation I. — C... (Louise), 28 ans, domestique, célibataire, entre le 12 juin 1899 à la clinique des maladies mentales de Toulouse, évacuée d'un service de l'Hôtel-Dieu pour « dépression mélancolique avec refus de nourriture ».

La malade, dont la mère épileptique est internée, présente du mutisme et de la stéréotypie. Le foie est un peu gros, les ongles sont bombés, fortement striés et amincis. La sensibilité à la douleur est diminuée dans toute la moitié droite du corps, la sensibilité à la température est partout hyponormale. Les réactions présentent du retard et les sensations déterminent un léger degré de contracture généralisée.

Le réflexe conjonctival, diminué à gauche, est aboli à droite ; le réflexe pharyngien est aboli ; le réflexe patellaire est très diminué des deux côtés, ainsi que le cutané plantaire qui présente les caractères suivants : pas de réaction du gros orteil, les autres orteils répondent à droite par la flexion à gauche par l'extension.

Le dynanomètre, pour la main droite, marque 2 ; pour la main gauche, 18.

La malade, qui se présente avec les caractères de la stupidité la plus marquée, qui tient constamment la tête et les yeux baissés, ne répond absolument rien aux questions qu'on lui pose ; elle présente fréquemment de l'insomnie et refuse de se nourrir ; mais avec du temps et de la patience, on arrive à la faire accepter les aliments, et pendant son séjour d'un mois à la clinique, trois fois seulement nous avons eu recours à l'alimentation artificielle.

La malade est restée ainsi un mois sans parler ; puis à la fin de son séjour, à l'époque surtout où elle présentait de l'insomnie, elle parlait seule la nuit. Nous avons recueilli toutes les phrases qu'elle a pu ainsi prononcer, et grâce à ces monologues, il nous a été permis de constater que la malade présentait à un certain degré des idées de négation et de l'autoaccusation, du métalolisme ; qu'elle avait fait à une époque une tentative de suicide par submersion ; mais tout cela vague, flou, tellement décousu qu'on peut véritablement affirmer que la pensée est incohérente et qu'aucune idée fixe ne surnage sur le fond de sa conscience.

Dès le lendemain de l'entrée nous voyons survenir brusquement un phénomène qui fixe notre attention :

Toutes les deux minutes environ, on constate au niveau du côté gauche de la face l'apparition d'un mouvement convulsif, caractérisé par un clignement de la paupière et par une contraction des muscles risoris de Santorini et mentionner. En même temps, l'épaule gauche se soulève et le bras et l'avant-bras du même côté exécutent un rapide mouvement de pronation. Ces mouvements convulsifs durent à peine dix secondes ; ils sont moins marqués au niveau du membre inférieur. Les émotions, d'ailleurs très difficiles à provoquer, n'ont aucune action sur les contractions ; il est difficile de savoir si elles sont influencées par les mouvements volontaires, car ces derniers n'existent pas et ne peuvent être provoqués ; dans tous les cas elles cessent pendant le sommeil.

Les mouvements convulsifs qui, nous le rappelons, ont débuté brusquement le 13 juin, acquièrent subitement, le 30, une intensité inaccoutumée; tous les muscles de la moitié gauche de la face y participent, déterminant une déviation complète de la face avec une déviation conjuguée des yeux.

A ce moment, le membre inférieur gauche participe lui aussi à la contracture et la locomotion devient difficile. A partir de cette époque, l'intensité et l'étendue des mouvements varient considérablement d'un jour à l'autre, et à partir du 5 juillet ils s'accompagnent de temps à autre de grincements de dents.

Le 11 juillet, le mouvement convulsif du membre supérieur change de caractère, il se coordone pour ainsi dire ; la malade se donne des soufflets.

C... (Louise) est définitivement évacuée à l'asile de la Haute-Garonne le 29 juillet 1899 ; elle présentait le même état mental ; elle n'avait prononcé aucune parole depuis le 14 juillet et les mouvements choréiques présentaient à cette époque leur maximum d'intensité et d'étendue.

Légère remission en 1901, avec diminution des mouvements choréiques, qui finissent par disparaître ; remission peu après suivie d'une période de stupeur avec gâtisme et réapparition des mouvements choréiques.

En 1902, nouvelle période d'amélioration bientôt suivie d'un retour à la stupeur avec de temps à autre, bouffées hallucinatoires.

Aujourd'hui, et depuis 1904, la malade passe par des alternatives de dépression et d'exubérance ; elle présente du puérilisme, elle est intellectuellement diminuée ; les mouvements choréiques ont disparu ; il y a amnésie partielle pour l'espace de temps compris entre fin 1899 et 1902.

Observation II. — C.... (Joséphine), 16 ans, sans profession connue ni probable, célibataire, entre à la clinique le 10 avril 1900 ; elle a été trouvée errant sur la voie publique, n'a pu donner que des renseignements rudimentaires sur sa situation, ne parle que le patois et n'exprime que le désir de manger. Elle est convenablement et proprement vêtue, forte, bien développée et paraît avoir plus de 20 ans.

La tête est énorme, la macrocéphalie portant surtout sur la loge antérieure ; on note la forme névrotique du palais, un léger degré d'hypertrophie thyroïdienne. La sensibilité à la douleur est exagérée sur le membre supérieur gauche, sur la moitié du thorax, le ventre et le dos ; elle est diminuée sur le membre supérieur droit et sur la moitié du thorax ; enfin, au niveau du sein gauche on constate l'existence d'une plaque très nette d'hyperesthésie. Les reflexes conjonctival et cutané plantaire sont très diminués des deux côtés. On note du dermographisme très accentué et sans retard.

Au moment de son entrée, la malade est en pleine période menstruelle ; ses urines contiennent des traces d'albumine et des pigments biliaires, éléments qui disparurent complètement au troisième jour de l'entrée, alors que la menstruation ne cessa que le 19, après administration d'ergotine.

L'interrogatoire est très pénible, la malade varie dans la détermination de son âge ; elle se présente tête baissée, l'air craintif et stupide, évitant le regard et le contact ; elle ne dit rien, elle ne répond qu'après de très vives sollicitations. Au début, elle refuse de manger sous prétexte qu'elle ne peut payer, elle est inconsciente de sa situation, elle présente une tendance à la catatonie et reste dans l'inaction la plus complète, s'isole ; puérilisme, pleure et rit sans motifs.

Le 14 avril, quatre jours après l'entrée, on note l'apparition des phénomènes suivants :

A des intervalles de temps variant de dix secondes à une minute, soulèvement rapide de l'épaule gauche avec inclinaison de la tête du même côté. Ce mouvement s'exécute avec une rapidité intense, il dure quelques secondes à peine et semble comme produit par une décharge électrique ; à ne le voir se produire qu'une fois, il pourrait faire croire que la malade a pour ; ce tic n'est pas exagéré par les émotions et n'est pas influencé par les mouvements volontaires.

Le 10 avril, jour de cessation de la menstruation, ces mouvements convulsifs présentent comme brusquerie et comme fréquence une intensité qu'ils n'avaient pas autrefois.

Le 10 mai, apparition brusque dans la nuit de quintes de toux sans corollaire organique, quintes qui ne cessent que le 15 mai. Le 11 mai, pendant la nuit, accès de rire qui dure vingt minutes.

Jusqu'au 23 mai 1900, époque à laquelle la malade fut évacuée à l'asile public des aliénés, l'état psychique et l'état physique ne subissent aucune modification.

Les mouvements convulsifs disparurent aussi brusquement par la suite qu'ils étaient survenus.

La malade est restée inconsciente, puérile ; après trois mois de confusion avec rires et pleurs sans motifs, impulsions, actes de violence, cartomanie, elle a pu se livrer à quelques occupations mécaniques. Aujourd'hui, l'état de faiblesse intellectuelle s'est accentué, un léger état catatonique se fait jour et la malade présente toutes les réactions d'une démente.

Elle ne donne pas plus de renseignements sur elle-même qu'au moment de son entrée à la clinique, il y a sept ans.

OBSERVATION XIII

Confusion mentale et dépression mélancolique. (Ivanoff : *Journal névropatologuii i psychiatrii*. Moscou 1907.) (*Encéphale*, août 1908.)

Il s'agit d'un jeune soldat qui, à la suite d'un accès
de rhumatisme articulaire aigu, fut atteint de chorée
de Sydenham. En même temps que les troubles moteurs, on nota chez le sujet l'existence d'un état psychique anormal, qui bientôt fit place à une psychose
véritable. Voici quels étaient les traits distinctifs de
celle-ci :

Dépression mélancolique, puis confusion très prononcée dans les idées (désorientation dans le temps et
dans l'espace), avec hallucinations nombreuses; après
que la phase aiguë fut terminée, on se trouva en présence d'un état psychique très particulier, pouvant
faire penser à un affaiblissement intellectuel, mais caractérisé surtout par de l'amnésie et par une incapa-
cité de fixer l'attention pendant un temps plus ou
moins prolongé. Après la guérison de la chorée, les
troubles mentaux disparurent complètement.

OBSERVATION XIV

(Personnelle)

Jadé (Jacques). — *Registre.* Né à Dournenez, 5 octobre 1854, veuf.

Cause de la maladie : Hérédité alcool.

Diagnostic : Manie chronique. Chorée héréditaire, décédé le 2 juillet 1903, dans le marasme, par suite d'affaiblissement progressif.

A. Plusieurs membres de la famille atteints de chorée.

Certificat médical de placement.................

Entré à l'hôpital le 11 février 1899.

Il est avéré qu'il se livre depuis longtemps à des excès de boissons alcooliques.

A son arrivée, il présente une très grande agitation, des soubresauts musculaires très fréquents dans les membres supérieurs et inférieurs, il ne tient pas en place, il parle avec volubilité, ses idées sont incohérentes et à chaque instant il pousse des cris. On ne constate pas de tremblement manifeste, ni des mains, ni de la langue. La nuit, le malade est plus calme et il dort une partie de la nuit.

La température reste normale.

Les jours suivants, sous l'influence de l'isolement et des hypnotiques, l'agitation diminue légèrement, mais les soubresauts persistent. Les fonctions digestives se font bien et le malade dort la nuit. L'agitation reparaît le matin et augmente par le fait des soins donnés par l'infirmier et l'examen du médecin.

Dans les premiers jours de mars, l'état du malade s'améliore un peu ; l'agitation est moindre, les soubresauts, fort atténués, sont rares, le malade se laisse mettre au bain sans résistance et y reste avec plaisir, mais ses idées sont toujours incohérentes et par moments il pousse encore des cris.

Les fonctions digestives se font bien et le malade dort une bonne partie de la nuit.

Le 14 mars, dans la journée, l'agitation reparaît plus violente. Le malade présente un délire furieux ; il invective l'infirmier et le médecin, il a même frappé l'infirmier ; il est impossible de lui donner aucun soin, il refuse ses aliments et pousse des cris continuels.

Il en est de même les jours suivants. La nuit seulement, un calme relatif reparaît.

Le traitement à l'hôpital paraissant impuissant et le délire alcoolique du nommé J... présentant un redoublement de gravité, j'estime qu'il y a lieu de diriger ce malade sur un asile d'aliénés.

Brest, le 10 mai 1899.

Le médecin principal, chef de service,

X...

Certificat de contre-visite.........................

.... est atteint de troubles cérébraux d'origine alcoolique,

Signature,

A l'asile de Quimper :

Certificat immédiat.... Paraît atteint d'accidents cérébraux de nature alcoolique ; idées de grandeur et de richesses, embarras de la parole ; l'hôpital lui appartient. Chorée. Excès alcooliques........

Certificat de quinzaine.......... Est atteint d'excitation maniaque avec mouvements choériques, propos et gestes obscènes, tendance à la violence. Buvait beaucoup d'absinthe.

Extrait d'un rapport du 23 mai 1899 :

« Manie alcoolique avec chorée généralisée essentiellement érotique, coprolalique ; ce malade ne cessait de faire des gestes obscènes, exhibait avec une sorte de rage ses parties génitales, se déshabillait pour les mieux découvrir, accompagnant ses scènes de mots orduriers... ; tendance à aller trouver les autres malades dans leur lit... ; absolument insensible et ne se plaignant pas.

« Le 23 mai 1899 un malade lui arrache un testicule avec les dents. Plaie guérie sans complications en juillet 1899. »

Bulletin de santé

3 mai 1899. — Santé physique affaiblie — chorée — amaigrissement. État mental : agitation continue, obscénité des gestes et du langage, alcoolisme.

16 septembre 1899. — Manie avec excitation — incohérence — délire érotique — chorée généralisée,

mouvements continuels ; excitation, parle seul ; est très ordurier, érotique, grossier, turbulent.

Novembre 1899. — Agitation continue, déchire tout ; il vient de briser son lit de fer, ne parle jamais de sa famille et n'élève la voix que pour jurer de la façon la plus grossière.

3 février 1900. — Santé physique à peu près la même qu'à son entrée ; il y a de la chorée, toujours ses mouvements, agitation incessante, grossier, ordurier, fait des gestes obscènes, déchire tout.

30 novembre 1900. — Rien de changé dans l'état de ce malade, toujours aussi délirant qu'à son arrivée.

Sa chorée ne se modifie pas.

Démence, inconscience complète, rit aux éclats, tient des propos obscènes, a été absolument insensible à la lettre de ses parents.

Sa tendance à tourmenter ses voisins oblige à une surveillance spéciale.

Janvier 1901. — Gâteux, malpropre.

Juin 1901. — Anthrax grave du dos jusqu'en octobre 1901.

Affaiblissement progressif à partir de juin 1903. Devient gâteux, parlant à peine, ne répondant plus, vie purement végétatoire.

Décédé le 2 juillet 1903, dans le marasme.

OBSERVATION XV

'Observation personnelle, due à l'amabilité de M. le docteur Lagriffe)

Tirant (Auguste). Placé d'office, le 26 février 1900.

Certificat de placement. — … Est atteint d'imbécilité caractérisée par de l'affaiblissecent général des facultés intellectuelles et morales. Il est en même temps ataxiq… et probablement, d'après mes renseignements, épileptique...

Docteur Bonnos (Morlaix).

Certificat immédiat. — ,… Paraît atteint de chorée généralisée avec affaiblissement intellectuel, répond assez bien aux questions qu'on lui pose, ne manque pas de mémoire, n'a pas eu d'attaques épileptiques, n'est pas ataxique ; est tranquille, propre, a passé une nuit calme...

Docteur Meilhon.

Certificat de quinzaine. — …. Est atteint de chorée chronique avec affaiblissement intellectuel sans délire proprement dit ; n'est ni épileptique, ni ataxique, ne manque pas de mémoire, répond sans incohérence, est propre e tranq… lle ; c'est un infirme au physique et au moral, incapa… de gagner sa vie, vivant de la mendicité, satisfait d… e trouver à l'asile.

Docteur Meilhon.

Certificat de situation. — 15 décembre 1906. — Ce malade s'est révélé dangereux ; c'est un mauvais esprit, donnant aux autres des conseils pervers, il est paresseux et vicieux, a tenté de s'évader...

Docteur MEILHON.

Juillet 1906. — Sournois, dissimulé...

Interrogatoire. — Mir... (Auguste), 30 ans (il est né à Lizun (Finistère), en 1869) ; n'a jamais été malade avant de partir au régiment. Il s'engage à 18 ans dans la marine. Au bout d'un an de service on l'envoie au Sénégal, où il reste deux ans. Sur la fin de ces deux ans, il fait une fièvre cérébrale. On le rapatrie à Toulon.

Il repart à Dakar, puis en Chine.

A Dakar, nouvelle poussée de fièvre cérébrale.

A sa rentrée en France, on le réforme parce qu'il remuait continuellement. Il prétend n'avoir pas abusé des boissons alcooliques.

Il rentre chez lui, à Lizun, où il cultive la terre. Un coup de pied de cheval à la tête lui laisse une cicatrice d'environ dix centimètres à la région pariéto-frontale droite.

Un jour, il part de chez lui pour aller se promener à Morlaix. Dans cette ville, un agent le prenant pour un homme ivre, l'arrête. On le conduit à l'hôpital, d'où, après examen de M. le docteur Bodros, il est dirigé sur l'asile de Quimper.

Comme antécédents héréditaires, on ne peut rien

signaler. Le père et la mère sont morts depuis la rentrée de M… à l'asile de Quimper.

Examen. — M… a un faciès d'imbécile, les traits déviés à gauche, la bouche continuellement ouverte, le regard sans expression et ne s'intéressant à rien de ce qui l'environne. Il répond très-bien à toutes les questions qu'on lui pose, se reprend parfois lorsqu'il s'aperçoit qu'il s'est trompé, sans toutefois regarder son interlocuteur.

L'embarras de la parole est assez prononcé. Il exécute docilement tous les mouvements que l'on veut lui faire exécuter.

Couché. — On constate des mouvements athétosiques des doigts et des orteils, des contractions fréquentes des muscles de la face.

Assis. — Mouvements continuels.

M… tient en main son mouchoir, le palpe continuellement, le lâche d'une main et de cette main vide semble palper quelque chose d'imaginaire.

Les bras restent collés au thorax.

Du côté des membres inférieurs, les mouvements choréiques, bien que moins prononcés, sont continuels ; de temps à autre, les jambes se croisent l'une sur l'autre, il y a des sursauts des genoux qui se rapprochent puis s'écartent. Les orteils sont doués de mouvements athétosiques continuels. La tête tourne à droite, à gauche, se baisse, se relève. Les paupières supérieures s'abaissent quelques secondes puis se relèvent. Il y a des mouvements de bas en haut des régions ciliaires, les lèvres remuent parfois comme si le malade causait. Il y a de temps à autre des clignements d'yeux très prononcés.

Debout. — Tous les mouvements des membres sont exagérés, le malade piétine sur place, marche en arrière, en cercle, les jambes se lancent en avant, le corps se penche en avant, en arrière, à droite, à gauche, sans toutefois qu'il y ait impossibilité pour le malade de se tenir debout, sauf les yeux fermés.

Les mouvements des membres supérieurs sont plus fréquents et plus étendus.

Les mouvements de la tête sont plus accentués et plus fréquents.

La marche est difficile mais ressemble absolument à un homme ivre.

Le dynamomètre marque : 21 à la main droite, 10 à la main gauche.

Pendant cette expérience on constate une grande maladresse et un tremblement continuel des mains

Les mouvements intentionnels sont exagérés.

Les reflexes rotuliens sont exagérés des deux côtés.

Pas de Babinski.

Lorsque l'on commande à Mir... d'ouvrir les yeux, il les ferme, et ce n'est qu'avec peine et avec les doigts qu'il arrive lui-même à écarter ses paupières.

On ne constate pas d'inégalité pupillaire.

Les reflexes oculaires semblent normaux.

Lorsque l'on commande à Mir de sortir la langue, il ouvre bien la bouche, mais la langue, au lieu de sortir malgré l'effort de volonté fait par Mir pour cela, rentre plus en arrière, et ce n'est qu'avec peine qu'il arrive à la sortir parfois avec ses doigts.

Il paraît exister du côté gauche sinon de l'anesthésie véritable, au moins une hypoesthésie très prononcée, tandis qu'à droite la sensibilité est normale.

Mir... répond très bien à toutes les questions posées, mais il ne laisse paraître aucun sentiment affectif, il reste indifférent à tout ce qu'on lui dit.

Il a parfois de petites fugues de mémoire : ainsi, après avoir répondu que son père et mère étaient bien portants, qu'il avait des frères ou des sœurs, il vous répondra un quart d'heure après que son père et sa mère sont morts, qu'il était seul enfant, etc., etc., il en est de même de la date de sa naissance, de ses ses voyages pendant son service dans la marine, qu'on ne peut pas préciser. Si l'on dit au malade d'essayer de ne pas remuer, il remuera davantage, non pas parce qu'il est indocile, mais malgré lui.

Mir... s'habille seul, mais difficilement.

Il mange seul, mais avec quelle maladresse : renversant à droite, à gauche, sur lui ses aliments, portant à côté de sa bouche les aliments.

Le cœur et les poumons sont normaux.

Les fonctions digestives se font bien.

Mir... éprouverait parfois au moment d'uriner ainsi qu'au moment de déféquer, un spasme des sphincters qu'il arrive à vaincre au bout d'un certain temps.

Les renseignements donnés au quartier Baudin, où

nous l'avons vu, nous apprennent qu'il est tout à fait tranquille, propre, docile.

Cependant d'après les certificats du Dr Meilhon, directeur de l'asile, Mir aurait présenté, en 1906, de l'excitation et des troubles psychiques énumérées plus haut. C'est pourquoi on aurait jugé bon à cette époque de le classer parmi les dangereux..

OBSERVATION XVI

(Résumé)

Claude et Lhermitte : Syndrome choréique, avec troubles mentaux chez une débile. Mort par septicémie. Encéphale, février 1909, p. 163.

Eugénie B..., dévideuse de soie, amenée à la Salpêtrière, le 5 mars 1907. Parents alcooliques

A eu dans son enfance convulsions et névralgies.

Présentait à son entrée dans le service :

1° *Un symptôme choréique* typique, consistant en une agitation désordonnée excessive de tous les membres. Assise, elle ne pouvait rester tranquille sur sa chaise, se levant à moitié, se rasseyant, étendant les bras, jetant une jambe, incapable de tenir un objet sans le laisser tomber ; les traits de la figure continuellement grimaçants. Au lit, elle était aussi agitée, sautant, se retournant, agitant les bras, les jambes.

2° *Un état délirant aigu.* Elle criait continuellement, injuriant les personnes qui l'entouraient. De plus elle avait des hallucinations visuelles ; voyait des bêtes au plafond, des personnes qui lui voulaient du mal. Parfois, elle parlait de ses sœurs, de ses amis, tenait des conversations avec eux, complètement ignorante du lieu où elle se trouvait.

Pas de fièvre, pas de lésions pulmonaires ou cardiaques.

Mort après coma le 13 mars.

A l'autopsie, cerveau congestionné, reins granuleux, cœur volumineux.

CONCLUSIONS

1° La chorée est généralement une maladie infectieuse, mais la prédisposition nerveuse et la dégénérescence jouent dans son éclosion un rôle indiscutable.

2° Il y aura donc dans les troubles psychiques dont elle s'accompagne, des symptômes dus à la dégénérescence et des symptômes dus à l'infection.

3° De la dégénérescence ressortissent l'instabilité mentale, les troubles de l'affectivité.

4° A l'infection sont dues la confusion mentale hallucinatoire ou avec stupeur, les hallucinations.

5° Dans aucun cas il n'y a à proprement parler de folie choréique.

TOULOUSE
Ch. DIRION, Libraire-Éditeur
22, rue de Metz et rue des Marchands, 33

1909

www.ingramcontent.com/pod-product-compliance
Lightning Source LLC
LaVergne TN
LVHW020545060726
842525LV00004B/1322